AF300065

GOUTTE

GRAVELLE, RHUMATISMES

GUÉRISON IMMÉDIATE ASSURÉE

PAR LA

LISERONINE DAVYSONN

Traitement — Hygiène

TRADUIT DE L'ANGLAIS
PAR D: PIERRE FRÉDÉ

Prix : Un franc

PARIS

IMPRIMERIE ADMINISTRATIVE DE PAUL DUPONT
41, RUE JEAN-JACQUES-ROUSSEAU, 41
1877

GOUTTE

GRAVELLE, RHUMATISMES

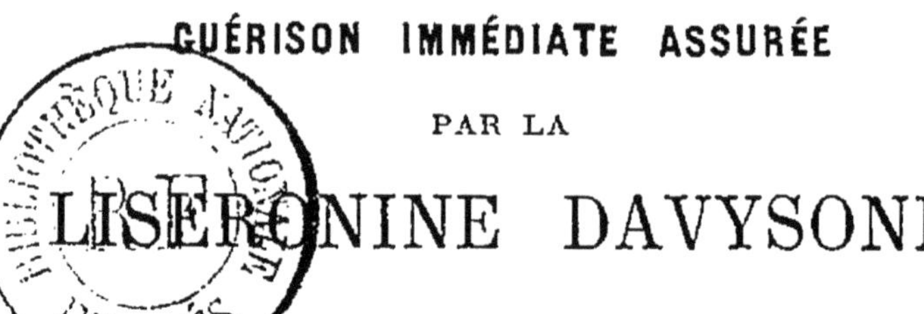

GUÉRISON IMMÉDIATE ASSURÉE

PAR LA

LISERONINE DAVYSONN

Traitement — Hygiène

TRADUIT DE L'ANGLAIS
PAR D. PIERRE FRÉDÉ

Prix : Un franc

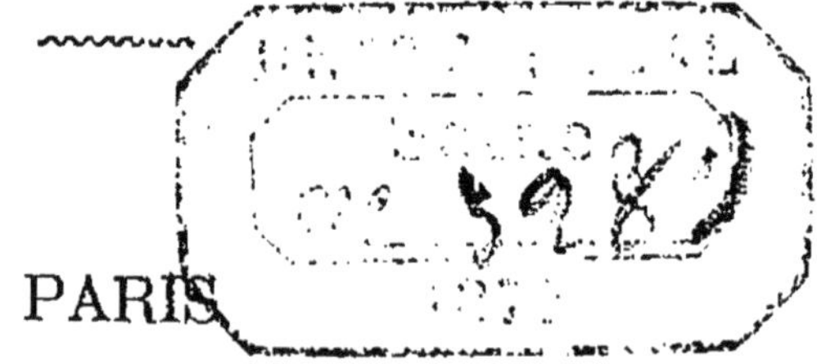

PARIS

IMPRIMERIE ADMINISTRATIVE DE PAUL DUPONT
41, RUE JEAN-JACQUES-ROUSSEAU, 41

1877.

Reproduction et traduction interdites.

PRÉFACE

Le but de ce petit ouvrage est de fournir aux goutteux, ainsi qu'aux graveleux, et de répandre parmi les personnes qui ne peuvent faute de temps s'adresser à un médecin, le moyen de calmer leurs douleurs, d'éloigner ou de lénifier les accès et finalement de suivre un régime qui puisse amener, sinon la guérison immédiate, tout du moins de la préparer et d'y arriver dans un temps donné, relativement assez court.

Comme tous les goutteux sont toujours

disposés à se rassembler pour parler de leur maladie et se communiquer les divers traitements qu'ils ont suivis, je me suis introduit dans leurs sociétés, dans leurs réunions, où j'ai recueilli de nombreuses observations intéressantes sur les bons et les mauvais effets des différents remèdes prônés, trop prônés contre la Goutte.

J'ai visité pendant plus de dix ans les villes d'eaux et de bains où les goutteux ont coutume de venir chercher sinon la guérison, du moins une atténuation aux souffrances de la Goutte et de la Gravelle.

Mon opinion n'a pas été influencée par des préjugés.

Si j'essaye aujourd'hui d'introduire l'usage d'un médicament inconnu jusqu'ici, dont j'ai éprouvé, ainsi que plusieurs milliers de goutteux et de graveleux, l'efficacité la plus absolue, la plus rapide, c'est que j'ai acquis par moi-même la certitude d'être utile à mes semblables.

Les expériences faites sur soi-même ne sont-elles pas les meilleures?

Ce médicament, *la Liseronine*, est bien certainement l'agent thérapeutique le plus actif, le plus puissant et en même temps le plus inoffensif pour les voies alimentaires, et dont l'usage continu, aidé d'un régime hygiénique, régulièrement suivi, produit chaque jour des effets merveilleux, effets attestés par plus de dix-sept mille cures en Amérique, aux Etats-Unis.

Ce n'est pas le médecin qui écrit ce petit traité. Le médecin, le plus souvent, sinon toujours, n'écrit qu'avec des idées préconçues. C'est le goutteux qui parle d'après une multitude d'expériences heureuses et de succès obtenus sur lui-même, ou qui lui ont été rapportés par des personnes sérieuses et soumises, d'ailleurs, à l'examen le plus scrupuleux.

En l'écrivant, je n'ai eu en vue que de rendre un véritable service à toutes les personnes atteintes de la Goutte et de la

Gravelle, maladies si pénibles et si cruelles, et leur indiquer le régime et le remède qui m'ont, en quelques jours, radicalement guéri.

D. DAVYSONN.

NOTE DU TRADUCTEUR.

Nous ne donnons à la fin de ce petit volume que quelques attestations des succès obtenus en France et que nous avons prises au hasard parmi des centaines d'autres.

GOUTTE, GRAVELLE ET RHUMATISMES

GUÉRISON IMMÉDIATE ASSURÉE

PAR LA

LISERONINE DAVYSONN

La Goutte est, sans contredit, la plus cruelle maladie qui puisse affliger l'humanité.

Le martyrologe des goutteux va toujours croissant.

Sous l'influence du bien-vivre, qui pénètre chaque jour davantage dans toutes les classes de la société, elle menace de prendre un développement alarmant.

D'innombrables moyens de guérison ont été dirigés contre la Goutte. Mille recettes, mille pilules, mille espèces de liqueurs, mille élixirs anti-goutteux encombrent les pharmacies.

Il n'y a pas de maladie, autant que la Goutte, qui ait donné lieu aux essais de l'empirisme.

Toutes ces recettes qui devaient, selon les boniments les plus séducteurs, infailliblement guérir la goutte, bornent leur efficacité à calmer tant bien que mal, plus mal que bien, la douleur pendant quelques instants, mais pour guérir à tout jamais la Goutte, pour en prévenir seulement les accès, jamais, au grand jamais ; un goutteux n'a pu affirmer que l'usage de ces médicaments tant vantés, dont il a usé et abusé, l'ait sauvé d'une rechute.

Tous ces médicaments n'ont généralement abouti qu'à fatiguer les malades, à les décourager, à les user lentement, quand ils n'ont pas amené de rétrocession mortelle.

Les goutteux continuent à souffrir et à s'en aller.

Tous ces remèdes, la plus grande partie au moins, ont pour base le *colchique* ou la *vératrine*.

*
* *

Les peuples de l'antiquité en savaient autant et davantage que les inventeurs de spécifiques anti-goutteux, ayant actuellement cours parmi les podagres, sur les propriétés médicamenteuses, mais fort dangereuses du *colchique*, plante bulbeuse qui tire son nom de la Colchide, province de l'Asie mineure, d'où elle est originaire. Cette plante s'est répandue peu à peu dans l'Europe Occidentale, en France particulièrement, dans les prairies qui bordent nos rivières.

L'usage de cette plante détermine des inflammations graves, désastreuses, de tout l'appareil digestif, un délabrement déplorable et à tout jamais incurable des voies alimentaires. Et la Faculté, qui sait à quoi s'en tenir sur les propriétés vénéneuses du *colchique* et de la *vératrine*, de leur action délétère sur l'organisme humain, se borne à dire à ses malades : *Patience, Flanelle, Sobriété.*

Patience, flanelle et sobriété à un homme torturé par la douleur, c'est facile à dire, mais ça ne guérit pas.

Plusieurs célébrités médicales de l'Angleterre, pays où l'on compte les goutteux par milliers, Copland, Tood, Garrod ; en France, Trousseau, Breschets ; en Allemagne, Gaird-

NER, et autres savants médecins qui ont étudié spécialement avec un grand soin et décrit d'une façon très-distinguée, sous toutes leurs formes, les affections goutteuses et leur traitement par le colchique, s'accordent à titre :

Que le colchique est un médicament de la plus grande violence, pouvant, par son emploi prolongé, amener la mort ;

Qu'il a la propriété de faire remonter la goutte dans l'estomac, dans les organes respiratoires ou dans la tête ;

Que ce remède est pire que le mal et qu'il fait, ainsi que la vératrine, payer cher aux goutteux, dont il abrége la vie, le peu de soulagement qu'il leur procure ;

Qu'il désorganise peu à peu les voies alimentaires et détermine des dyspepsies, des embarras gastriques incurables ;

Que les préparations à base de colchique ou de vératrine ne sont jamais sans danger pour ceux qui en usent ;

Que ces deux médicaments n'ont jamais guéri un seul goutteux ;

Qu'ils n'ont pour effet que de masquer momentanément les symptômes de la Goutte, jusqu'au moment où l'accès éclate plus vio-lent, plus douloureux, plus terrible, et d'en rendre les crises plus fréquentes ;

D'augmenter les accidents précurseurs, de les rapprocher de plus en plus ;

De transformer la Goutte aiguë en Goutte chronique, presque inguérissable ;

Que ceux qui font usage du colchique et de la vératrine, sous n'importe qu'elle forme, sans ordonnance du médecin, peuvent, dans le paroxysme de la douleur, S'EMPOISONNER, *en exagérant la dose pour amener plus rapide-ment le soulagement de leurs souffrances ;*

Que le colchique et la vératrine ont encore pour effet de déterminér un état de constipa-tion opiniâtre, qui peut amener un état hémor-rhoïdal des plus graves ;

En un mot, que ces deux agents thérapeu-tiques ont tué plus dè goutteux qu'ils n'en ont soulagé.

*
* *

Néanmoins l'on n'a eu jusqu'ici à opposer à la Goutte qu'un remède invariable, *le colchique* ou *la vératrine,* qui, sous vingt formes différentes et associés à vingt autres substances pour en atténuer les effets toxiques, produit chez tous les malades un état de cachexie qui abrége rapidement l'existence du goutteux. Et le malade, en voulant se guérir de la Goutte, se donne une gastralgie atroce incurable, c'est-à-dire deux maladies des plus graves au lieu d'une.

La plupart des praticiens français, anglais italiens et allemands, connaissent si bien aujourd'hui le danger du colchique sur l'estomac qu'ils ne l'administrent plus que par la voie rectale, afin d'éviter autant que possible les effets désastreux de ce médicament.

Le *colchique* et la *vératrine* sont, il faut bien le répéter, deux agents thérapeutiques des plus dangereux, dont on n'abuse pas impunément. Ils apaisent bien pour quelques heures les souffrances, mais en déplaçant la Goutte et en la faisant remonter vers le cœur et la tête, et ceux que ces médicaments ont tué, hélas ! sont beaucoup plus nombreux qu'on ne pense.

— 12 —

Qu'est-ce que la Goutte ?

Nous ne rechercherons pas qu'elle est l'origine de la Goutte ni quelles sont les causes déterminantes et occasionnelles des affections goutteuses. On écrirait des volumes sur ce chapitre sans intérêt et sans gaieté pour les goutteux. D'ailleurs le cadre de ce petit livre ne nous permet pas d'entreprendre l'étiologie de cette maladie, dont les prodromes sont incertains et obscurs, mais qui n'est pas incurable. Les goutteux ne demandent pas tant d'explications : peu leur importe que la Goutte soit ceci selon Hippocrate et Scudamore, ou soit cela selon Gallien, Avicène et Sydenham ; de savoir que la Goutte était rare sous l'austère république romaine et qu'elle se répandit avec les mœurs molles, dissolues, corrompues des derniers siècles de l'Empire, et d'apprendre scientifiquement comment leur sont venues la Goutte, la Gravelle, les Rhumatismes ; ce qu'ils souhaitent c'est de voir cesser au plus vite leurs souffrances.

La Goutte produite par un état particulier, accidentel de l'organisation, offre différents types et évolue diversement suivant la nature du tempérament et la constitution du sujet. Les médecins qui se sont le plus occupés de ce genre d'affection distinguent plusieurs espèces de Goutte : *Inflammatoire* ou aiguë, *froide* ou atonique, *irrégulière* ou *erratique*, *nerveuse*, *chronique*, *nouée*, *remontée*, ou *rentrée*, *larvée*, etc.

Sous ces diverses appellations, il n'y a vraiment qu'une seule et même maladie, modifiée par sa propre durée, ou par des secours thérapeutiques contraires, ou peu efficaces. Nous la représentons sous deux formes seulement ; *la Goutte aiguë, et la Goutte chronique.*

L'un des caractères de la Goutte, sous quelque forme qu'elle se produise, est la circulation, le dépôt en divers points de l'organisme d'un acide : l'acide urique.

*
* *

Les principales dispositions à cette redoutable maladie naissent du genre de vie et de régime, des influences physiques et morales, auxquelles l'homme peut être soumis : la dyspepsie (embarras gastriques, longue suite d'indigestions) provoque le développement des manifestations locales de cette cruelle maladie, une demeure insalubre, une localité toujours humide, enveloppée de marécages, la suppression de la transpiration, les professions sédentaires, l'exercice insuffisant, une vie casanière, ou adonnée aux plaisirs de la table péchant contre toutes les lois de la tempérance, la dépravation des appétits, une nourriture constamment succulente, épicée avec excès ; l'abus des viandes fortes, des viandes faisandées, du poisson salé ou saumuré, les légumes trop féculents, l'abus des vins forts, de Bourgogne, du Rhône, du Dauphiné et des liqueurs, sont généralement regardés comme les causes les plus importantes de la Goutte, fournissant les plus fortes proportions des sujets atteints de cette maladie. Ces abus sont si vrais que sur cinq cents goutteux on ne compte que vingt-deux femmes. Il est difficile de donner une raison plausible de ce fait, mais ce qui est probable c'est que celles-ci font moins d'excès de table.

Ajoutons que l'abus immodéré des affinités naturelles est encore une cause de goutte.

Puer podagra non laborat, ante veneris usum, a dit Hippocrate. Ces plaisirs accompagnent souvent ceux de la table et se prêtent une mutuelle influence, toujours pernicieuse pour les vieillards, et en général pour tous les goutteux.

Quelquefois la goutte est une métamorphose de la syphilis.

*
* *

Cullen, Sydenham et autres célèbres spécialistes anglais et américains, pensent que la cause essentielle de la Goutte est formée dans les voies digestives.

Tout le monde sait qu'à la suite d'une indigestion ou d'une intempérance accidentelle de table, les urines sont épaisses, troubles, quelquefois limoneuses. Par suite de ces troubles digestifs, les reins fonctionnent mal. De là se produit un arrêt dans l'élimination des urates par ces organes, arrêt qui en entraîne l'accumulation dans les tissus fibreux, dans le sang, dans les humeurs émanées du sang. Cet excès d'urates, détourné de sa voie ordinaire d'élimination, une fois entré dans le sang, en suit les mouvements circulatoires jusqu'au moment où il vient se fixer, presque toujours, sur les articulations et y détermine une attaque.

La Goutte est donc due, comme on le voit, à une hygiène vicieuse, qui a pour effet de surcharger, de saturer l'économie d'urates insolubles qui engendrent des concrétions calcaires ou tophus autour des articulations, sur les ligaments ou dans les principales artères.

*
* *

De nombreuses maladies naissent de la Goutte : les congestions cérébrales, les rhumatismes articulaires q développ ent presque toujours des maladies du cœur, à l'insu même du malade. Ajoutons encore que la saturation de l'économie par l'acide urique détermine assez fréquemment chez les goutteux et les graveleux des phlegmons, des anthrax, des furoncles, des érysipèles, et entraîne la même disposition à la gangrène que l'on observe chez les vieillards.

Les accès n'apparaissent pas toujours d'emblée, ne se révèlent pas toujours brutalement. Ils varient suivant les dispositions constitutionnelles des individus et ne peuvent être soumis à aucune règle fixe.

L'invasion de la Goutte aiguë ou irrégulière a lieu à presque toutes les époques de l'année, mais plus particulièrement .à l'approche de l'équinoxe du printemps.

La plupart des goutteux pressentent à certains malaises le retour prochain de la Goutte.

Chez les uns, les prodromes s'annoncent par des digestions laborieuses, pénibles, des éructations (renvois), de la flatulence ; chez les autres, par des affections nerveuses, des tympanites abdominales, une lassitude générale. Les uns se plaignent de la dureté de l'ouïe, d'un bourdonnement incessant, de gonflements gazeux de l'estomac, surtout du conduit intestinal ; les autres ont des vomissements bilieux, de la diarrhée bilieuse, de la mélancolie. Ceux-ci, d'un caractère ordinairement doux, ont des emportements à propos de rien, mais le prodrome le plus commun est la constipation, etc., et la Goutte apparaît peu de jours après, quelquefois le lendemain, presque toujours le soir, le plus souvent par de terribles douleurs dans le gros orteil, dans les talons ou dans les articulations du pied. Ces accidents se reproduisent après des intervalles variables. Après être restée limitée un certain temps au lieu où elle a débuté, elle envahit d'ordinaire d'autres articulations, celles des jambes, celles des membres supérieurs.

Cette douleur, lancinante chez les uns, vibrante chez les autres, toujours d'une violence extrême, accompagnée de fièvre, de gonflement des veines du pied, puis de tuméfaction et de rougeur des articulations affectées, dure jusqu'au matin, diminue un peu dans la journée, pour revenir vers la nuit suivante mettre de nouveau le malade à la torture, et cela pendant une ou plusieurs semaines de suite, *c'est la Goutte aiguë.*

*
* *

Dans la Goutte à l'état chronique, la fièvre est moindre, les attaques sont moins douloureuses, mais en revanche elles sont infiniment plus prolongées. Cette période de la Goutte est généralement caractérisée par la déformation des articulations affectées, leur infiltration par des tophus plus ou moins volumineux et leur fausse ankylose, par de la gravelle, des douleurs névralgiques sur différents points du corps, de la dyspepsie.

Quand la Goutte chronique dure depuis longtemps et que la dyspepsie augmente notablement, il en résulte un dépérissement (cachexie goutteuse) généralement caractérisé par le gonflement et la déformation des jointures, l'inappétence, les mauvaises digestions, la pâleur anémique du visage, l'asthme, le catarrhe pulmonaire chronique, l'œdème des jambes, en un mot une prostration complète qui peut amener la mort.

Bien des circonstances influent sur la durée des attaques.

D'abord, le traitement, puis le régime de vie, l'ifluence saisonnière qui devient d'autant plus puissante que le mal est plus ancien. Il arrive que le malade a une ou deux attaques par an, toujours aux mêmes époques. Mais dans l'intervalle de ces attaques, la santé n'est jamais complétement restaurée, le goutteux reste malade.

Les pronostics de la Goutte sont toujours sérieux. Il ne faut pas les négliger. Ceux qui dédaignent de porter attention à un accès, si léger qu'il leur paraisse, peuvent avoir à s'en repentir. Un accès négligé peut provoquer les plus fâcheuses conséquences.

La constipation plus ou moins opiniatre est un phénomène morbide très-commun chez les goutteux et qui peut-être n'est pas étranger à la production d'autres symptômes gastriques. C'est pendant les constipations que l'on voit les malades éprouver des accidents graves.

Peut-on guérir la Goutte ?

La Goutte n'est pas une inflammation proprement dite. Elle n'est jamais suivie de suppuration ni de tumeurs blanches. C'est à la fois une fluxion sanguine et sécrétoire sur les articulations, une élaboration douloureuse d'une cause morbide qui se manifeste par la formation de l'urate de soude et du phosphate de chaux.

En présence des accidents innombrables, du nombre toujours croissant des goutteux, des infirmités incurables jusqu'ici, qui en sont les suites, on se demande :

Peut-on guérir la Goutte ?

Depuis qu'elle existe et fait le désespoir de l'humanité et des médecins, on n'a jamais trouvé un médicament absolument curatif ; mais aujourd'hui on peut dire :

OUI, ON PEUT SE DÉBARRASSER A TOUT JAMAIS D'UNE AFFECTION GOUTTEUSE, SI INVÉTÉRÉE QU'ELLE SOIT, MAIS A CERTAINES CONDITIONS DONT IL SERA QUESTION PLUS LOIN.

L'ensemble des causes qui provoquent la Goutte et la Gravelle étant connu, on peut en obtenir la cure radicale.

Tout les goutteux portent en eux-mêmes un baromètre sûr, infaillible, qui les sauverait des rechutes, préviendrait le retour des accès, et leur rendrait de grands services s'ils voulaient bien s'assujetir à le consulter chaque mois.

Quel est ce baromètre, va-t-on me demander ?

Ce baromètre est tout simplement l'urate de soude, la seule et unique cause des affections goutteuses.

Il serait urgent, indispensable même, pour tous les goutteux d'examiner ou de faire examiner leurs urines avant pendant et après les accès et de constater la quotité d'acide urique qu'elles contiennent pendant des diverses périodes.

Cette opération simple et facile, mais minutieuse et délicate, renouvelée chaque mois, ils arriveraient à prévenir infailliblement le retour des accès qui se préparent sourdement à l'insu du malade.

L'accumulation progressive dans les urines d'acide urique, au-dessus de 2 milligrammes par 100 grammes (1) d'urine indiquerait l'explosion prochaine de l'attaque (V. l'attestation n° 3).

Or, en prenant aussitôt quelques cuillerées de Liseronine et en se soumettant en même temps au régime alimentaire dont il va être question, on enrayerait la production d'urate de soude, on éliminerait en quelques heures celle qui flotte dans les urines et dans le sang.

Les voies urinaires et le sang débarrassés de la cause occasionnelle, l'accès se trouverait conjuré, et on arriverait bientôt à éteindre à tout jamais les causes de la maladie, et partant les douleurs atroces qui crucifient les malades.

---

(1) Les proportions normales d'acide urique contenues dans les urines peuvent être évaluées, au maximum, à 70 centigrammes par 24 heures, pour les hommes, et à 48 centigrammes (moyenne) pour les femmes.

Il est naturel qu'une maladie aussi grave et aussi douloureuse ait provoqué les recherches des personnes qui s'occupent de l'art de guérir. La nature, dit un proverbe aussi vieux que le monde, a placé partout le remède à côté du mal. Il est bien certain que parmi les innombrables espèces de végétaux qui tapissent le sol de tous les pays, il devait s'en trouver ayant la propriété de dissoudre et d'éloigner de l'économie la matière morbigène de la Goutte, et par suite ramener les fonctions de l'estomac et des reins à leur état normal, procurer aux malades un soulagement immédiat, amener la guérison complète des affections goutteuses et rhumatismales.

Grâce aux progrès des sciences naturelles et chimiques de notre époque, ce remède est aujourd'hui trouvé. Il était réservé à un goutteux d'en faire la découverte et l'application.

Après m'être guéri moi-même de la Goutte dont je souffrais depuis plus de onze ans, j'en ai fait l'expérimentation sur de nombreux goutteux avec le même succès que sur moi-même. Ce succès s'est étendu également sur la Gravelle et les Rhumatismes, ces deux maladies sœurs et compagnes de la Goutte, et dont les causes occasionnelles sont exactement les mêmes.

*
* *

La presse américaine et la presse anglaise ont consacré, dans le cours de ces dernières années, de longs articles sur ce nouveau médicament appelé à dompter la plus cruelle ennemie de l'homme.

« Jusqu'ici, disent-elles, on a essayé de tout, le colchique, la vératrine, les préparations de lithine, l'hydrate de chloral, l'aconit, le sulfate de quinine, l'acide benzoïque, les benzoates, la digitale, la belladone, les eaux alcalines, etc., puis les onctions, les pommades, les sangsues, les fomentations narcotiques, etc., etc.; mais aucun agent thérapeutique connu et employé n'a eu de résultats, et n'a souvent fait qu'exaspérer la Goutte, et troubler ses allures.

« La confiance des malades sur l'efficacité de ces remèdes, s'est traduite universellement par cette exclamation désespérée :

« *Hélas ! nous avons essayé de tout !*

« Oui, les malheureux, ils ont essayé de tout.

« C'est-à-dire que pour tenter d'alléger les douleurs, ou de se guérir, on s'est détruit à tout jamais, et sans remède, les voies alimentaires, l'estomac en un mot, les malades se sont donnés deux maladies au lieu d'une ; l'une et l'autre graves, dangereuses, et les goutteux ont recours chaque année aux eaux alcalines.

« Les eaux alcalines, et en général toutes les eaux bi-carbonatées, n'ont jamais eu raison, non-seulemént de la cause déterminante de la maladie, mais même du renouvellement des accès. Elles ne sont pas si curatives qu'on se l'imagine communément, et se comportent souvent à l'inverse des conditions hygiéniques auxquelles on prétend les assimiler. Elles ralentissent et troublent souvent le mouvement de nutrition au lieu de le régulariser, et il n'est pas absolument prouvé qu'elles empêchent dans l'avenir la reproductien en excès de l'acide urique et des urates de soude ; jusqu'à présent elles n'ont jamais, que nous sachions, pas plus que le colchique et la vératrine, guéri personne.

L'usage abusif des eaux bi-carbonatées peut déterminer des accidents très-graves, entre autres celui de favoriser la dissolution des globules du sang.

« Que les goutteux et les graveleux y prennent garde!!

« Il est permis aujourd'hui d'affirmer, d'après les faits qui nous sont personnellement connus, que la Liseronine DAVYSONN est le remède par excellence, le reméde héroïque contre la Goutte. Les nombreux résultats qui nous sont signalés permettent de prévoir et d'annoncer les services qu'elle est appelée à rendre aux goutteux.

« Cette substance végétale possède au plus haut degré l'admirable et précieuse qualité non-seulement de calmer promptement et pour ainsi dire spontanément les douleurs de la Goutte, mais encore d'atténuer la violence de cette affection, d'en éloigner les crises et par suite de la guérir dans un temps donné.

« Nous avons essayé de tout, répéteront les goutteux, Eh bien, qu'ils essayent ce médicament nouveau, et dans les vingt-quatre heures ils trouveront un mieux très-appréciable.

Répétons-le, à l'encontre des autres médicaments anti-goutteux, la Liseronine est sans aucun danger pour l'estomac.

« Combien de goutteux vont s'écrier : Est-ce possible que l'on puisse guérir la Goutte?

« Et pourquoi non ?

« Est-ce que la science ne s'enrichit pas chaque jour de découvertes nouvelles qui viennent en aide à l'art de guérir? Depuis moins d'un demi-siècle n'a-t-on pas découvert les propriétés de l'inoculation de la variole, celles de la digitaline, celles du chloroforme, celles de l'essence de térébenthine sur le plus terrible des toxiques, le phosphore?

« Pourquoi n'aurait-on pas découvert un médicament ayant la propriété de guérir la Goutte, et, du même coup, la Gravelle, les Rhumatismes dus aux mêmes causes ?

« Pourquoi la nature se serait-elle montrée marâtre envers les goutteux? A-t-elle dit : Toutes les générations nouvelles souffriront éternellement, impitoyablement de la Goutte, de la Gravelle et des Rhumatismes? Non.

2.

*
* *

« La Liseronine DAVYSONN est aujourd'hui
le seul spécifique, le seul agent thérapeutique
dont l'action sur la Goutte est désormais le
mieux établie. Elle s'imposera ; elle fera son
chemin dans le vieux monde comme elle l'a
fait dans le nouveau où elle est très-populaire,
sans recourir à cette publicité malsaine et
trompeuse qui abaisse les bonnes choses au
rang des remèdes de charlatans et d'empiri-
ques.

« Les goutteux la propageront eux-mêmes.
En vertu de cette loi sociale, *qui se ressemble
s'assemble pour s'entr'aider*, ils lui feront une
publicité d'autant plus active et d'autant plus
sérieuse et efficace qu'elle sera l'expression
de la vérité.

« Ce nouveau médicament apporte au mal
un prompt et réel soulagement. Les douleurs
cessent peu à peu, disparaissent en moins
d'une heure. Les accès s'éloignent de plus en
plus, la santé du malade revient presque aussitôt à son état normal. La marche, pénible

jusqu'àlors chez les plus affectés, devient régulière et aussi aisée qu'en bonne santé. De vieilles Gouttes rebelles ont été domptées par l'usage prolongé, inoffensif pour les intestins, de la *Liseronine*.

*
* *

« La Liseronine DAVYSONN ne fît-elle seulement que prévenir et enrayer les accès de Goutte, sans faire courir au malade les dangers du colchique et de la vératrine, serait assurément encore le plus remarquable des antigoutteux, la plus précieuse acquisition thérapeutique de notre époque et dont il faudrait remercier le ciel, en ce sens qu'elle n'offre, dans son emploi, aucun des dangers de tous les élixirs, de toutes les liqueurs tant prônées jusqu'à ce jour, la plupart contenant du colchique dont, quoi qu'en disent certains boniments, on n'a jamais pu parvenir à éliminer les principes drastiques et les propriétés mortifères.

Gianini, célèbre praticien italien du siècle dernier, disait :

« La Goutte a vu naître la médecine et elle la

verra mourir. » Nous pouvons dire aujourd'hui que, si la Goutte a vu naître la médecine, la médecine la verra bientôt mourir. Mais nous disons aux goutteux et aux graveleux : Prenez garde aux préparations à base de colchique et de vératrine !

Il sera long peut-être de déterminer les goutteux à user de ce nouveau traitement, seul capable de soulager leurs misères. C'est le sort de toutes les découvertes utiles de n'être appréciées que longtemps après qu'elles ont fait leurs preuves. Jenner ne fut-il pas accusé d'être un empoisonneur, quant il mit en pratique la vaccine ? Aujourd'hui tout le monde, riche ou pauvre, admet la vaccine et y a recours. Et quand Parmentier introduisait en Europe la pomme de terre, cette précieuse solanée, cet excellent tubercule qui devait sauver le monde des famines effroyables qui commençaient à le décimer périodiquement, combien lui fallut-il de temps et de patience pour convaincre les populations ? Des années et des années. Etc., etc., etc.

Emploi de la Liseronine.

Les prodromes d'un accès de Goutte ne sont pas les mêmes chez tous les malades. Nous l'avons dit plus haut, ils varient selon les tempéraments la constitution ; mais l'état morbide s'annonce toujours par un malaise de peu de durée, deux ou trois jours, rarement davantage.

Aussitôt que cette altération dans la santé se fera sentir, on prendra, le matin, à jeun, la valeur de trois cuillerées à soupe de Liseronine dans un demi-verre d'une infusion tiède de bourrache ou de fleur de sureau, de tilleul, de violette, etc. Au bout de quelques heures l'accès sera conjuré.

Mais si, contre toute attente, l'accès persistait, il faudrait, le surlendemain, en prendre deux ou trois cuillerées (selon la force du tempérament du malade) et deux autres encore quarante-huit heures après les dernières, de manière à espacer chaque dose de quarante-huit heures et toujours dans [un demi-verre d'une infusion tiède de bourrache, de feuilles d'oranger, etc., etc.

*
* *

Que la Goutte soit chronique ou aiguë, l'inflammation articulaire, le gonflement, l'engorgement, la raideur des muscles, en un mot, tous les accidents locaux se dissipent, le sommeil, l'appétit, les forces reviennent à leur état normal, et le malade peut, en quelques heures même, reprendre ses occupations habituelles ; à moins d'imprudences graves ou d'excès, la Goutte, les Rhumatismes, la Gravelle disparaissent sinon pour toujours, du moins pour bien longtemps (1).

---

(1) Il est nécessaire de suspendre tout autre traitement antérieur, et en cas de diarrhée, attendre qu'elle soit complétement calmée avant de se servir de la Liseronine.

Nous ne disons pas que la Liseronine guérira complétement le goutteux d'un seul coup, en quelques heures. Non. Il faut laisser le temps à l'organisme de se modifier, de se refaire. La Goutte est une maladie qui, d'ordinaire, a une certaine ténacité. Mais on peut affirmer que les goutteux feront disparaître tout à fait cette cruelle affection, qui leur laisse trop souvent des infirmités déplorables, s'ils veulent s'astreindre à prendre chaque mois, pendant une année, deux cuillerées de Liseronine, et suivre le régime alimentaire indiqué plus loin, à la condition, toutefois, qu'aussitôt qu'ils auront obtenu un soulagement, ils ne renoncent pas aussitôt au moyen thérapeutique que nous leur indiquons.

*
* *

Quand on souffre on voudrait tout employer même les moyens les plus dangereux, dût-il s'ensuivre les accidents les plus graves. Et quand la crise est passée ou que l'on a obtenu du soulagement on renonce aussitôt aux soins les plus faciles.

Mais, nous objectera-t-on, si le malade, une fois soulagé, oublie aussitôt les lois de la tempérance, et revient à ses anciennes habitudes, les mêmes causes engendrent évidemment les mêmes effets, les accès peuvent se reproduire dans un temps plus ou moins éloigné ?

L'histoire des rechutes est éternelle (1). Mais dès qu'une crise s'annonce par une indisposition quelconque, elle cèdera vite, en l'attaquant de nouveau avec deux ou trois cuillerées de Liseronine ; et en renouvelant la dose vingt-quatre heures après, si l'accès persistait.

*
* *

Ce que nous venons de dire de la Goutte s'applique également à la *Gravelle* et aux *Rhumatismes*. Des *Graveleux* traités par la Li-

---

(1) C'est le cas de M. D...., au Havre et de M. H... Tous deux avaient, depuis bien des années, une Goutte atroce qu'ils nourrissaient trop souvent de liqueurs alcooliques, de bons vins et de bonne chère ; ils en étaient tous deux arrivés à ne plus pouvoir faire leur service que les jambes enjuponnées de ouate, de laine, de fourrures. Ils avaient été guéris en quel-

seronine ont vu la *Gravelle* disparaître immédiatement; il en a été de même dans un grand nombre de cas de Rhumatismes (1).

Aux premières atteintes de Rhumatisme ou de Gravelle on prendra deux cuillerées de Liseronine à jeun, deux heures avant le déjeuner. Le soir le mal aura disparu. Et si, par suite de l'inobservance de nos prescriptions, il y avait tendance au retour de cette affection, une forte cuillerée à bouche, chaque mois, débarrasserait peu à peu les reins de la Gravelle et dissiperait les douleurs rhumatismales.

La Liseronine, placée au premier rang des

---

ques jours par l'emploi de la Liseronine, et ils marchaient aussi librement que le reste des mortels. Leur santé s'était progressivement améliorée et se maintenait en bon état, lorsque, au bout de plusieurs mois, les malheureux, ayant repris leurs anciennes habitudes d'intempérance, durent aussi reprendre leurs béquilles. La Liseronine les remit sur leurs jambes, qui continueront à les bien porter, s'ils veulent se soumettre à un régime alimentaire autre que celui dont ils ont vécu jusqu'au moment où ils ont été guéris.

(1) Voir l'attestation nº 2.

spécifiques les plus énergiques, ne contient pas un atome de colchique, ni de vératrine, ni de cevadille ; elle n'offre aucun danger dans son emploi et convient à tous les tempéraments, à toutes les constitutions. Elle débarrasse les articulations, fait disparaître divers symptômes locaux, plus ou moins liés étroitement à la mauvaise digestion ; par exemple, les effets gastriques, si dangereux, déterminés par l'abus du colchique ; rend impossible les rétrocessions de la Goutte (Goutte remontée), prévient les concrétions tophacées, dissout peu à peu celles qui se sont formées autour des articulations, dissout également la Gravelle en moins de vingt-quatre heures, éloigne de plus les accès, et en les éloignant elle amène évidemment la guérison totale.

La durée du traitement dépend nécessairement de l'ancienneté et de la gravité de la maladie. Mais il est extrêmement rare que Goutte et Gravelle ne cèdent pas tout à fait après quelques jours de traitement. Prise dès son début, la maladie peut être immédiatement enrayée à tout jamais.

En suivant aussi bien que possible — je

ne dis pas sévèrement, ce serait trop de demander à la nature humaine — le régime alimentaire indiqué plus loin, les graveleux éviteront. le retour de la Gravelle, les rhumatisans, de leurs douleurs, les goutteux, des nodosités, des faiblesses et de la raideur des articulations, suites inévitables et douloureuses d'accès trop fréquents.

Hygiène.

Tous les inventeurs de remèdes anti-goutteux ont oublié de signaler aux malades le régime hygiénique à suivre. Un bon régime aide puissamment le malade à se guérir des maux dont il souffre.

Il est d'observation vulgaire que les habitants de la campagne, qui fatiguent beaucoup et ne font que très-rarement des excès de table non plus que d'autres, sont rarement accessibles aux affections goutteuses ou graveleuses, tandis que ces affections sont, au contraire, plus fréquentes chez les gens riches, qui abusent de toutes choses et ont l'habitude d'absorber une quantité d'aliments bien supérieure à celle qui leur est nécessaire.

Il importe donc aux goutteux de pratiquer ce dicton populaire :

Vis avec vingt sols par jour et gagne-les.

Ce qui revient à dire, avec Pétrarque, que, pour échapper à la Goutte quand on ne l'a pas, et en affaiblir les accès, ou la faire disparaître quand on l'a, il faut vivre sobrement, pauvrement,

Le genre d'alimentation est, au dire de tous les spécialistes, la source la plus féconde des affections goutteuses. Tous signalent l'usage exclusif de toute nourriture animale comme capable de produire une disposition très-imminente à la Goutte. Le régime à suivre doit donc être plus végétal qu'animal et se composer particulièrement de légumes cuits, de fruits d'une maturité complète, de viandes blanches : veau, poulet, lapin de clapier, poissons d'eau douce, œufs, lait, beurre, fromage, etc., en général de volailles et de produits de basse-cour.

Il faut laisser de côté tous les fruits et les légumes crus acides, toutes les viandes faisandées, les viandes noires, en un mot, toutes les substances trop azotées. Le tableau que nous donnons à la fin ce petit livre, permettra aux lecteurs goutteux ou graveleux de choisir les aliments les moins chargés d'azote.

En général, les vins qui contiennent le plus d'alcool sont ceux qui prédisposent le plus éminemment à la Goutte. Les boissons alcooliques diminuent la secrétion urinaire et augmentent les proportions d'acide urique.

Il faut donc s'interdire l'usage des vins de Bourgogne, des côtes du Rhône, du Dauphiné, des gros vins du Midi.

Les vins de Bordeaux, les petits vins rouges et blancs du centre de la France seront préférés. Mais la boisson la plus salutaire serait de l'eau faiblement rougie.

Ajoutons que, pour le plus grand nombre des goutteux, il serait prudent d'enrayer un peu le char de Vénus. Ce serait une mesure sage.

La guérison est dans l'observance de ce régime, l'usage de la Liséronine, et aussi dans un exercice soutenu en plein air. L'exercice bien réglé, bien compris, doit être regardé comme le préventif le plus sûr contre la plupart des maladies et des infirmités auxquelles l'homme est exposé.

Ces conseils seront-ils mis en pratique sérieusement ?

L'espèce humaine est ainsi faite, qu'elle ne saurait, pour se guérir, s'imposer et suivre longtemps le même régime quand il contrarie et trouble trop vivement les anciennes habitudes.

Le malade qui, toute sa vie, a fait abus des vins les plus corsés, les plus riches en qualités toniques, se résignera-t-il à boire de l'eau pure, sinon à baptiser largement son vin ?

Le malade qui a abusé de la bonne chère, des plaisirs de la table, de la venaison, des viandes lourdes, se mettra-t-il invariablement au régime des légumes, du poulet, du lapin et des pattes de grenouille ?

Il ne faut pas l'espérer.

Aussi est-ce à ces écarts multipliés incessants du régime alimentaire et au défaut d'exercices de tous genres, que nous voyons tant de goutteux, de graveleux, de rhumatisans.

Une alimentation exclusivement animalisée, fort abondante, favorise au plus haut degré le développement de la Goutte et de la Gravelle, et entretient le foyer de ces maladies en surchargeant sans cesse l'organisme d'urate de soude et d'acide urique.

L'estomac est une machine : en même temps que l'on veille à l'introduction du combustible, il faut veiller sans cesse aux opérations qui amènent la combustion parfaite.

Ceux qui ont contracté et gardé l'habitude de la bonne chère et des plaisirs de la table courent à leur ruine par tous les inconvénients qui dérivent des indigestions fréquentes qu'ils ne manquent pas de se donner.

Disons cependant qu'il serait anti-médical de changer brutalement, tout d'un coup, son régime alimentaire habituel. On doit le modifier selon son tempérament et procéder, sans soubresauts, à la réforme que nous conseillons.

Nous ne préconisons pas un régime d'anachorète. Après la disparition des accès douloureux, on peut se relâcher modérément de la rigueur du traitement hygiénique dont nous avons parlé ci-dessus, mais il faut prendre garde de faire des excès. Tout excès peut ramener une rechute.

Les goutteux, les rhumatisans doivent prohiber les bains froids, éviter l'impression de l'air froid et humide, se vêtir en toutes saisons de gilets de flanelle, de caleçons, chaussettes de laine, en rapport avec la température de la saison et du pays ; porter des chaussures à empeignes souples, à semelles épaisses et larges pouvant défier l'eau, l'humidité, et asseoir solidement et largement les pieds sur le sol. On a vu la goutte accourir après l'emploi de vêtements trop légers pendant les saisons froides ou chargées d'humidité. Un bain froid, un simple pediluve, un refroidissement en arrêtant brusquement la transpiration peuvent déterminer le retour d'une attaque, des accidents graves.

Se garder surtout de toutes les lotions et des pommades calmantes conseillées par leurs inventeurs et qui, pour la plupart, contiennent du mercure, de l'ammoniaque, de l'alcool camphré. Ces liniments ont tué plus de goutteux qu'ils n'en ont soulagé.

Insistons sur un chapitre qui touche un peu à l'hygiène, nous voulons parler des émotions, de quelque nature qu'elles soient, que les goutteux doivent autant que possible éviter.

En résumé, la plus grande sobriété est re
commandée ; la tempérance est nécessaire si
l'on veut conserver longtemps les priviléges
d'une vieillesse saine et valide, et se sauver
des atteintes de la Goutte et de la Gravelle. La
longévité et la santé n'appartiennent qu'à ceux
qui ont eu la sagesse d'être sobres.

Une seule remarque devrait suffire pour y
soumettre tous les hommes, principalement les
goutteux et les graveleux : c'est que l'estomac
et le cerveau semblent avoir une vigueur inverse. L'homme qui mange beaucoup, glouton-
nement, au delà de la suffisance, est, en général, peu apte à penser ; il est somnolent, et
cette somnolence entrave, déprave toutes ses
digestions.

*
* *

Mais, demandera-t-on, combien faut-il faire
de repas par jour ?

Evidemment le nombre des repas doit varier
suivant les diverses circonstances : deux pour
les vieillards, trois pour les adultes ; chaque
repas doit être distancé l'un de l'autre d'au
moins quatre ou cinq heures.

Dans beaucoup de localités, les adultes n'en font que deux et rien ne prouve que la santé en souffre.

Si l'on prend beaucoup d'exercice, la quantité habituelle des repas peut être augmentée. D'ailleurs, les goutteux et les graveleux trouveront dans leurs sensations un guide sûr, une mesure exacte de leur alimentation. Leurs sensations particulières doivent être leur règle de conduite.

Dans les lieux bas et humides, la faim se développe plus fréquemment que dans les pays élevés.

Dans les pays chauds, la diète doit être plus légère que dans les pays froids, où l'alimentation se compose de substances plus animalisées.

Lorsqu'on a laissé passer l'heure des repas, et que l'on souffre de la faim, il faut éviter les aliments solides, donner les préférences aux substances dont la digestion est plus facile.

Autant que possible, faire le repas le plus copieux vers le milieu du jour, ou à l'instant de la journée où les affaires habituelles sont terminées.

Manger lentement et se livrer à cette fonction avec toute la tranquillité possible. Telle était la coutume des Romains, telle doit être celle des goutteux.

L'homme qui mange seul peut retirer quelque avantage d'une lecture si elle ne doit pas le préoccuper trop vivement. Tandis qu'il lit, il garde les aliments plus longtemps dans sa bouche, et les soumet à une mastication plus prolongée qui les rend plus digestibles, moins réfractaires à l'estomac.

Eviter les vêtements trop serrés pendant les repas.

Une pratique utile consisterait à prendre un exercice modéré avant de se mettre à table et après le repas. Poussé jusqu'à la fatigue, cet exercice peut nuire à la digestion.

Il est essentiel que la digestion ne soit troublée par quoi que ce soit. Pendant et après le repas, il faut, en principe absolu, éviter tout travail intellectuel qui favorise les congestions cérébrales auxquelles la plupart des goutteux sont particulièrement exposés.

Eviter encore les impressions subites d'un changement brusque de température; les affinités naturelles qui, plus que toutes les autres émotions, prédisposent aux congestions.

En persistant longtemps dans l'emploi de ces moyens, et en prenant de temps en temps *trois ou quatre cuillerées de Liseronine*, on arrivera peu à peu, mais sûrement à une guérison radicale.

*
* *

Nous avons dit plus haut que le défaut d'exercice corporel est une des causes les plus actives de la Goutte. L'effet de cette cause peut s'accroître si elle a été précédée par un genre de vie contraire. Par exemple, si un individu se livrait précédemment à des travaux journaliers, pénibles, fatigants, exigeant une nourriture trop substantielle, devenu oisif, a continué les repas copieux arrosés de vins généreux.

Un exercice régulier, actif, soutenu, en plein air autant que possible, favorise les fonctions de la peau. Ces fonctions troublées ou suspendues ont une énorme influence sur la marche de la maladie et le retour des accès. La suppression de la transpiration entraîne toujours la rétention dans le sang et dans les tissus des acides uriques. Elle n'élimine pas seulement que de l'eau, mais aussi une portion très-notable des matières excrémentielles du sang. La peau est un émonctoire important des matières azotées. Mais cet exercice doit être entrepris selon les forces et approprié à l'usage, à la santé, aux habitudes sociales du malade. Que les goutteux se rappellent ce dicton, qui présente un grand fonds de vérité : *Goutte tourmentée est à moitié guérie.* Mais il faut prendre garde toutefois que l'exercice soit proportionné à l'intensité de la maladie. Trop pénible, cet exercice pourrait être nuisible.

La Goutte continue-t-elle son évolution chez les descendants ?

A cette objection de la Goutte héréditaire, nous répondrons :

Que cette disposition héréditaire n'est pas absolument démontrée ; les médecins sont loin d'affirmer que l'on hérite de ses parents d'une Goutte toute faite ; la plupart n'y croient pas. Mais cette disposition héréditaire existât-elle réellement, ce qui, nous le répétons, n'est nullement prouvé, elle attend un certain nombre d'années, un certain degré de maturité pour éclore et se manifester. Or, ceux dont les parents étaient goutteux peuvent la prévenir dès leur entrée dans l'âge adulte, en prenant de temps à autre deux ou trois cuillerées de la Liseronine Davysonn de la manière indiquée et en se soumettant pendant quelque temps au régime prescrit.

La Liseronine Davysonn se trouve dans toutes les principales pharmacies de Paris et de province, et au Havre à la Pharmacie Ch. Dan, seule chargée en France et en Europe de la préparation de ce médicament.

PRIX : **10** FR. LE FLACON

Pour éviter les contrefaçons, exiger sur chaque flacon les cachets Davysonn et Ch. Dan : le premier en rouge, le second en noir.

DÉPOTS PRINCIPAUX :

A PARIS . . . . . Pharmacie Normale, 15, rue Drouot.
Maison Coutela, 43, rue des Francs-
Bourgeois.

EN PROVINCE : *Caen*, pharm. Legrand.
Châlons-sur-Saône, pharm. Besson
fils.

Dijon, pharm. Chevassus.

Laval, pharm. Guillé.

Lyon, pharm. Finat-Bouchart et
Bourds.

Mâcon, pharm. Espitalier.

Marseille, pharmacie Marius André
et Lieuter.

Moulins, pharm. Besson.

Montpellier, pharm. Belligou et
Gely.

Rennes, pharm.

Rouen, Vallet et Verrier.

Lisieux, pharm. Guerin et Maude-
londe.

Toulouse, pharm. Rascol.

TABLEAU

Des quantités d'azote dans 100 parties des différentes substances alimentaires suivantes :

D'après PAYEN, le célèbre professeur de chimie aux Arts et Métiers.

Viandes de boucherie, sans os (par 100 grammes)	3.—
Lard	1.18
Raie, rien que la chair nette	3.85
Congre (anguille de mer)	3.95
Morue salée	5.12
Harengs salés	3.11
» frais	1.83
Merlan	2.41
Maquereau	3.74
Sole	1.91
Limande	2.89
Saumon	2.06
Brochet	3.25
Carpe	3.49

Barbillon	1.57
Goujons	2.77
Anguilles	2.—
Sardines (à l'huile, en boîte)	6.—
Ablettes	2.79
Œufs (blanc et jaune ensemble)	1.90
Lait de vache	0.66
Lait de chèvre	0.89
Fromage de Brie	2.25
Fromage de Gruyère	5.—
Chocolat	1.52
Fèves	4.50
Haricots	3.88
Lentilles	3.75
Pois	3.50
Blé dur du Midi	3.—
Blé tendre	1.81
Farine blanche de Paris	1.64
Farine de seigle	1.75
Orge d'hiver	1.90
Maïs	1.70
Sarrasin	1.95
Riz	1.08
Gruau d'avoine	1.95
Beurre frais	0.64

Huile d'olive .... ».—
Bière forte........................... 0.08
Alcool, Eau-de-vie, Vin.............. ».—
Châtaignes ordinaires 0.64
Châtaignes sèches.................... 1.04
Pommes de terre..................... 0.24
Patates 0.18
Carottes 0.31
Pruneaux............................ 1.73
Figues sèches 0.92
Café, infusion de 100 gr............ 1.10

Attestations

N° 1.

Nous ne donnerons seulement que quelques-unes des attestations qui nous sont parvenues par centaines.

Monsieur,

Atteint le 15 février dernier d'un accès de goutte assez violent, j'ai fait usage, avec l'approbation de mon excellent parent et ami, le docteur Paul Crouzet, de Bolbec, à trois reprises consécutives, en suivant les indications de votre notice, de la Liseronine Davysonn, qui m'a promptement mis sur pied, et cependant le mal avait produit des douleurs et de l'enflure *simultanément :* 1° aux deux genoux; 2° à toutes les articulations du pied droit; 3° au poignet droit; 4° aux côtés, sans enflure; et 5° à l'épaule gauche, sans enflure également, ce qui vous permet d'apprécier quelle fut l'intensité d'une *crise vainement combattue d'abord par d'autres médicaments restés sans effet.*

En cas de nouvelles attaques, je n'hésiterais pas à récidiver, dès le début alors, l'emploi d'un remède dont le susdit docteur a pu constater la bonne réussite à l'époque indiquée ci-dessus.

Jamais ma santé n'a été meilleure depuis le mois de mai dernier, époque où, grâce à la Liseronine, je suis entré en convalescence. Depuis quatre mois je peux, sans fatigue et sans en ressentir de suites fâcheuses, faire des courses assez longues et mes articulations ne sont affectées ni de raideur, ni de ce reste de douleurs vagues qui, après d'autres atteintes du mal, avaient persisté beaucoup plus longtemps.

Je vous suis très-reconnaissant, Monsieur, de m'avoir indiqué un moyen de combattre mon ennemie.

Veuillez agréer, etc.

Signé : Eug. HAUSSMANN,
Manufacturier à Lillebonne (Seine-Inférieure).

N° 2.

Depuis longtemps et périodiquement, j'étais tourmenté par de fréquents et fatigants accès de gravelle qui me forçaient de suspendre toutes sortie, tant les souffrances étaient vives et aiguës. Après avoir épuisé différents traitements qui n'apportaient qu'une amélioration peu sensible à mon état de maladie, et pensant reconnaître, peut-être à tort, une parenté entre les affections goutteuses et rhumatismales et les souffrances occasionnées par ma maladie, j'eus l'idée d'employer votre Liseronine Davysonn. Je dois à la vérité de dire que vingt-quatre heures après en avoir pris seulement trois cueillerées, je ne souffrais plus. Depuis lors, c'est-à-dire depuis plus de cinq mois, je n'ai ressenti aucun mal ; les urines ont repris leur limpidité première. La santé et le sommeil sont revenus ; aussi me fais-je un devoir de recommander autour de moi votre Liseronine Davysonn.

Veuillez agréer, etc.

Signé : A GODEFROY,
De la Maison Maudet, Godefroy et C.*

N° 3.

Désespéré du peu de résultats des traitements ordinaires dans les affections goutteuses, je n'ai pas hésité, après le bien que j'en avais entendu dire, à essayer de votre Liseronine Davysonn, dans quelques cas de maladie que j'ai pu voir. La rapidité de l'action de la Liseronine, sur le gonflement et la douleur des articulations atteintes, mérite d'être signalée. Je

4

noterai un point important : chez un de mes malades en proie à une crise suraiguë, l'examen de l'urine a donné, avant l'administration du médicament, la quantité de deux grammes d'acide urique par litre. Le surlendemain après la prise de trois cueillerées à bouche de Liseronine, la quantité d'acide était tombée à quinze centigrammes, avec disparition de tout gonflement et de toute douleur, et ce, sans fatigue pour le malade.

En présence de ces résulats, je m'empresserai dorénavant de me servir de cet actif médicament.

Agréez, etc.

Signé : Docteur P...

N° 4.

Le flacon de Liseronne Davysonn, que vous avez eu l'obligeance de me donner, a fait merveille. Depuis plusieurs années je souffrais horriblement de la Goutte. Je ne pouvais plus faire mon service que les jambes capitonnées de ouate et de laine. Je ne marchais qu'avec la plus grande difficulté et il m'arrivait souvent de garder le lit pendant plusieurs jours. Des oppressions pénibles m'inquiétaient. A partir du moment ou j'ai commencé à prendre de la Liseronine Davysonn, je marche librement, je n'ai plus d'oppression. Les accès s'éloignent de plus en plus. L'estomac est bon, ainsi que l'appétit,

Grâce vous soit rendue, Monsieur, et croyez à ma bien sincère et bien vive reconnaissance.

Signé : DANET,
Mécacicien à bord du vapeur L'Eclair.

N° 5.

Gravigny, par Evreux, 29 Novembre 1875.

Monsieur,

Je ne saurais vous exprimer tous mes sentiments de gratitude pour le bien être que m'a procuré votre Liseronine Davysonn. Son mérite est immense ; la rapidité et l'infaillibilité de son action sur les accès de Goutte dont je suis atteint depuis 1858 tiennent du prodige. Depuis une année que je fais usage de ce médicament, je me porte à merveille et suis sans inquiétude pour l'avenir. Partout je recommande la Liseronine Davysonn.

En vous réitérant mes remercîments, je vous autorise à faire de la présente tel usage qu'il vous plaira, car tous les médicaments que j'ai employés jusqu'à ce jour n'avaient fait que me rendre davantage malade.

Je dois ajouter que toutes les personnes à qui j'ai recommandé l'emploi de votre médicament m'ont chaudement remercié.

Veuillez agréer, etc.

Signé : A. PETEL.

N° 6.

Mr X... avocat, membre du Conseil général de son département, cloué sur son lit depuis plusieurs semaines par une forte attaque de Goutte, se trouvant dans l'impossibilité de se rendre au Conseil général pour les élections sénatoriales ; *trois cuillerées* de la Liseronine Davysonn le remirent sur ses pieds en moins de vingt-quatre heures et il put le soir même aller à son cercle et se rendre le lendemain à R.... Depuis lors, c'est-à-dire depuis le mois de février dernier, M.P... se porte à merveille et ne s'est ressenti d'aucun accès de la Goutte.

N° 7.

M. J. P. D..., négociant de la même ville que le précédent, se trouvait exactement dans la même position que M. P... Depuis plus de vingt jours il ne pouvait quitter le lit. La Goutte avait atteint son paroxysme, les douleurs étaient intolérables. Apprenant l'étrange et rapide succès obtenu par M. P... avec la Liseronine Davysonn, il se décida, malgré sa répugnance, après avoir pris l'avis de son médecin, à user de ce médicament. Dès le lendemain, le mieux était si complet qu'il pût se lever et aller passer la soirée à son cercle. Depuis le mois de mars dernier il n'a ressenti aucun accès et se porte à merveille.

(Havre, 25 février 1877.)

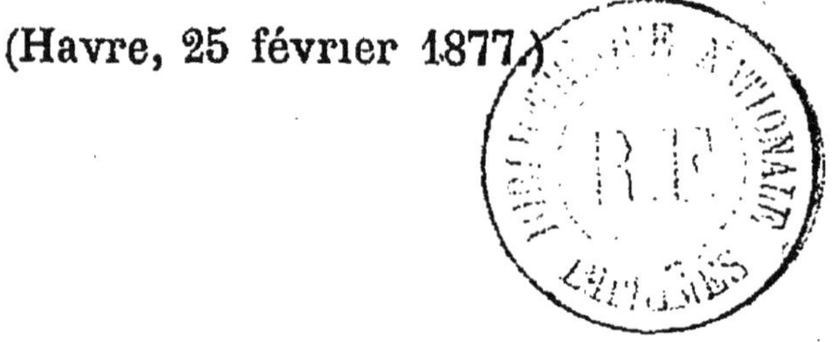

TABLE DES MATIÈRES

		Pages
Préface		3
Qu'est-ce que la Goutte ?		13
Peut-on guérir la Goutte ?		22
Emploi de la Liseronine		33
Hygiène		40
Tableau des quantités d'azote		53
Attestations		59

Paris, impr. de Paul Dupont, rue Jean Jacques-Rousseau, 41 (342.2.77)